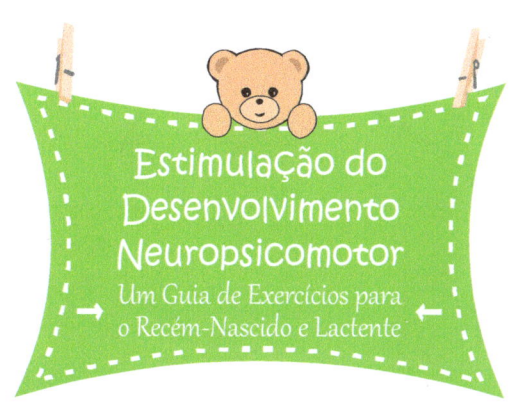

Estimulação do Desenvolvimento Neuropsicomotor

Um Guia de Exercícios para o Recém-Nascido e Lactente

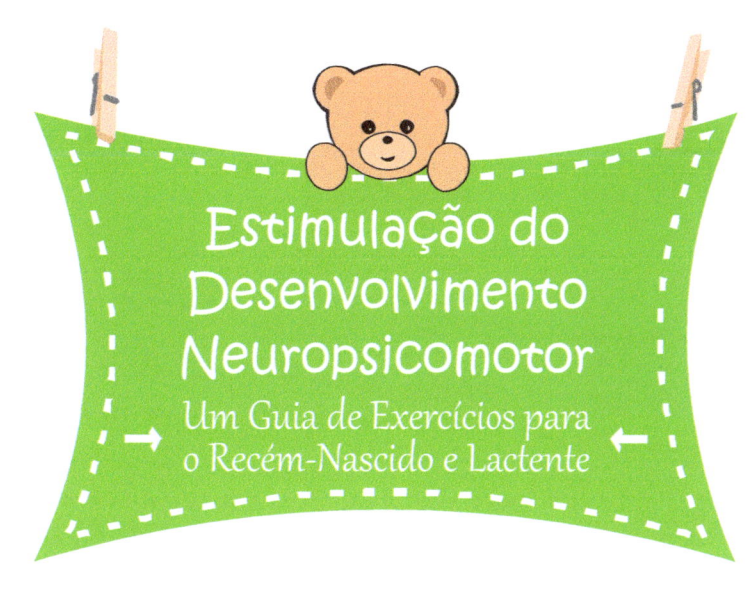

Estimulação do Desenvolvimento Neuropsicomotor
Um Guia de Exercícios para o Recém-Nascido e Lactente

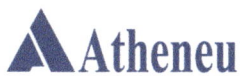  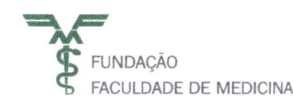 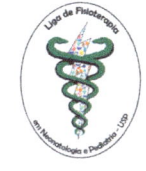

EDITORA ATHENEU

São Paulo — Rua Avanhandava, 126 – 8º andar
Tel.: (11)2858-8750
E-mail: atheneu@atheneu.com.br

Rio de Janeiro — Rua Bambina, 74
Tel.: (21)3094-1295
E-mail: atheneu@atheneu.com.br

CAPA: Equipe Atheneu
ILUSTRAÇÕES: Patrícia Nahat Bortolassi
PROJETO GRÁFICO: Cristiane Nahat Fratucci
PRODUÇÃO EDITORIAL/DIAGRAMAÇÃO: Rosane Guedes

CIP-BRASIL. CATALOGAÇÃO NA PUBLICAÇÃO
SINDICATO NACIONAL DOS EDITORES DE LIVROS, RJ

E84

Estimulação do desenvolvimento neuropsicomotor : um guia de exercício para o recém-nascido e lactente / Anna Luiza Bertin Henrique ... [et al.] ; organização Alice Silveira Catelar ... [et al.]. - 1. ed. - Rio de Janeiro : Atheneu, 2019.

Inclui bibliografia
ISBN 978-85-388-0947-0

1. Vírus Zika. 2. Microcefalia. 3. Capacidade motora em crianças. 4. Crianças - Desenvolvimento. I. Henrique, Anna Luiza Bertin. II. Caletar, Alice Silveira.

19-54600   CDD: 614.5885
              CDU: 578.833.2

Meri Gleice Rodrigues de Souza - Bibliotecária CRB-7/6439

04/01/2019   07/01/2019

HENRIQUE, A. L. B., FRATUCCI, S. C. N., GOMES, F. M. S., HASUE, R. H.
Estimulação do Desenvolvimento Neuropsicomotor: Um guia de exercícios para o recém-nascido e lactente

© Direitos reservados à EDITORA ATHENEU – Rio de Janeiro, São Paulo – 2019.

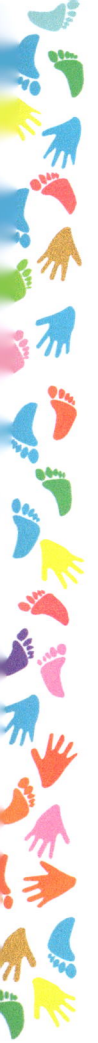

EDITORAS:
Anna Luiza Bertin Henrique
Samantha Caroline Nahat Fratucci
Profª Drª Filumena Maria da Silva Gomes
Profª Drª Renata Hydee Hasue

ORGANIZADORES:
Alice Silveira Catelar
Amanda Cristina Franchi de Lima
Isabela Teixeira Mendes de Carvalho
Juliana de Souza
Karina Santos Vieira
Mariana de Abreu Diz
Nara Taylane Meneses de Sousa
Renato Tommasiello Hungria
Stephanie Aparecida Alves de Oliveira

REALIZAÇÃO:
Liga de Fisioterapia em Neonatologia e Pediatria da Faculdade de Medicina da Universidade de São Paulo (LIFINEOPED)

PATROCÍNIO:
Fundação Faculdade de Medicina

PRODUÇÃO E DIREÇÃO GRÁFICA:
Editorial Atheneu

APRESENTAÇÃO

Este guia foi desenvolvido como projeto da Liga de Fisioterapia em Neonatologia e Pediatria da Faculdade de Medicina da Universidade de São Paulo (LIFINEOPED) para auxiliar os pais e cuidadores a estimular o desenvolvimento dos bebês expostos ao vírus Zika.

Nos anos 2015 e 2016, houve um grande surto de infecção pelo vírus Zika no Brasil, o que chamou atenção de todo o mundo para a grave sequela causada nos recém-nascidos de mães infectadas: a microcefalia. Iniciou-se, então, um projeto de pesquisa da Faculdade de Medicina da Universidade de São Paulo (FMUSP) em parceria com a Fiocruz, coordenado pela Profª Drª Renata Hydee Hasue, com o objetivo de analisar as repercussões da infecção pelo vírus Zika no desenvolvimento neuropsicomotor dos recém-nascidos e lactentes filhos de gestantes infectadas.

Visando ao tripé assistência-ensino-pesquisa que sustenta a Universidade, a LIFINEOPED criou este guia contando, também, com a coordenação da Profª Drª Filumena Maria da Silva Gomes. Os integrantes da LIFINEOPED fizeram, em 2016, diversas viagens à Fiocruz, no Rio de Janeiro, de modo a prestar uma assistência mais qualificada a esses bebês e suas famílias. No mesmo sentido, foram desenvolvidas pesquisas para investigar os efeitos da estimulação precoce nesses bebês, como o estudo "Educação em saúde: cuidadores influenciando o desenvolvimento de bebês expostos ao vírus Zika", de autoria da Samantha Caroline Nahat Fratucci.

A confecção deste guia contou com as 26 mãos dos membros da LIFINEOPED. O material produzido foi revisado e aprovado pelos pais dos bebês atendidos pela equipe de Fisioterapia, agregando mais qualidade a esta versão final. As ilustrações foram carinhosamente realizadas pela Patrícia Nahat Bortolassi, tornando este guia único e especial, repleto dos melhores desejos de ajudar a construir um futuro saudável, pleno e feliz a todos os bebês.

AGRADECIMENTO

A nossa mais sincera gratidão e admiração a todos os bebês e familiares/cuidadores que, com muita solicitude, nos ajudaram a construir este guia e nos mostraram o quanto podemos ter força para vencer as adversidades.

PREFÁCIO

Evoluir implica encarar novos desafios.

Por um lado, os estudos na área da neurociência demonstram com clareza que os primeiros anos de vida são essenciais para a estruturação da arquitetura cerebral, posto que nesse período são feitas as conexões neurológicas, que fundamentarão a futura capacidade cognitiva e psicomotora do indivíduo.

Por outro lado, o crescimento desordenado de grandes centros urbanos trouxe, neste começo de século, novas doenças que surgiram em consequência do descaso, no cuidado público, com as condições de vida da população, sobretudo daqueles que são socialmente mais carentes. Nesse cenário, o Zika vírus e o seu mosquito transmissor encontraram um terreno fértil para se proliferar e atingir uma população de gestantes desprotegidas. O resultado foi uma "epidemia" de bebês nascidos com microcefalia e outras alterações que limitam e/ou impedem o desenvolvimento saudável em todas as suas vertentes.

O guia **Estimulação do Desenvolvimento Neuropsicomotor – um guia de exercícios para o recém-nascido e lactente** é um livro que, em uma linguagem clara e acessível, ensina pais, cuidadores e profissionais de saúde a como cuidar dos pequenos que necessitam de orientação para estimular o seu desenvolvimento, objetivando que consigam alcançar as suas máximas potencialidades neuropsicomotoras e tornem-se adultos mais adaptados aos nossos desafios atuais.

Boa leitura a todos!

Profª. Drª. Ana Maria de Ulhôa Escobar

SUMÁRIO

Capítulo 1: Cenário atual: Zika 1
    O que é o vírus Zika e como ele surgiu? 1
    Quais são os sintomas? 2
    Diagnóstico 3
    Transmissão 3
    O Zika pode causar microcefalia e outros problemas no cérebro do bebê? 4
    Tratamentos 6
    Cuidados 6
    Dúvidas frequentes 7

Capítulo 2: Desenvolvimento motor infantil 9
    Desenvolvimento motor 9
    Fases do desenvolvimento motor 10
    Importância do desenvolvimento motor 12

Capítulo 3: Estimulação precoce 13
    O que é estimulação precoce? 13
    Quais são os estímulos? 14
    Benefícios da estimulação 19

SUMÁRIO

Capítulo 4: A importância dos pais e cuidadores na estimulação precoce 20
   A importância 20
   Cuidando de quem cuida: orientações para pais e cuidadores 21

Capítulo 5: Orientações 25
   Cuidados com a posição do corpo do bebê 27

Capítulo 6: Brinquedos de cada fase 28
   Dicas de brinquedos de 0 a 6 meses 28
   Dicas de brinquedos de 6 a 12 meses 28

Capítulo 7: Exercícios 29
   Tipo de estímulos – Legenda 29

   Exercícios de barriga para cima 30
      Exercício DD1 – Massagem 30
      Exercício DD2 – Mobilização passiva 31
      Exercício DD3 – Rotação de cabeça e rolamento 32
      Exercício DD4 – Alcance do objeto no centro 33
      Exercício DD5 – Bater palmas 34

SUMÁRIO

    Exercício DD6 – Alcance dos pés 35
    Exercício DD7 – Transferência 36
    Exercício DD8 – Balancinho 37

Exercícios de barriga para baixo 38
    Exercício DV1 – Balanço 38
    Exercício DV2 – Levantando a cabeça 39
    Exercício DV3 – Brincando deitada com o bebê 40
    Exercício DV4 – Rastejando atrás do objeto 41
    Exercício DV5 – Mobilização passiva 42
    Exercício DV6 – Levantando a cabeça com ajuda dos braços 43

Exercícios sentado 44
    Exercício S1 – Firmando a cabeça e o corpo 44
    Exercício S2 – Estimulando o alcance 45
    Exercício S3 – Estimulando a rotação do tronco e o alcance lateral 46
    Exercício S4 – Equilíbrio na almofada 47
    Exercício S5 – Equilíbrio no balanço 48

SUMÁRIO

Exercícios em gato ... 49
    Exercício G1 – Brincando na postura de gato ... 49
    Exercício G2 – Engatinhando I ... 50
    Exercício G3 – Engatinhando II ... 51
    Exercício G4 – Ajoelhado ... 52

Exercícios em pé ... 53
    Exercício P1 – Segurando o bebê em pé ... 53
    Exercício P2 – Partindo do apoio da parede ... 54
    Exercício P3 – Ajudando o bebê a se manter em pé ... 55
    Exercício P4 – Marcha lateral ... 56
    Exercício P5 – Ajudando o bebê a andar com apoio ... 57
    Exercício P6 – Ajudando o bebê a alcançar ... 58

Referências ... 59
    Cenário atual: Zika ... 59
    Desenvolvimento motor infantil ... 60
    Estimulação precoce ... 60
    A importância dos pais e cuidadores na estimulação precoce ... 61

Capítulo 1: CENÁRIO ATUAL: ZIKA

Amanda Cristina Franchi de Lima e Juliana de Souza

O que é o vírus Zika e como ele surgiu?

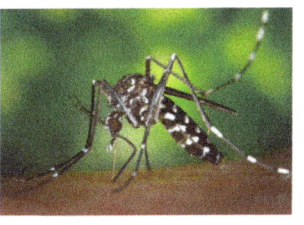

O Zika é um vírus transmitido pelo mosquito <u>Aedes aegypti</u>, mosquito este que transmite a dengue, a febre amarela e a chikungunya. Este vírus recebeu o nome "Zika" pois foi descoberto, pela primeira vez, na floresta chamada Zika, em Uganda, na África.

- **1947:** Foi descoberto em macacos da floresta Zika em Uganda, na África.
- **1960:** Algumas pessoas foram infectadas pelo vírus na Ásia e na África.
- **2007 e 2013:** Muitas pessoas foram infectadas por Zika em regiões da Ásia (Micronésia e Polinésia Francesa).
- **Maio de 2015:** Primeiro caso de infecção por Zika na população brasileira confirmado pelo Instituto Adolfo Lutz, em São Paulo.
- **Outubro de 2015:** Médicos de Pernambuco perceberam aumento do número de bebês nascidos com microcefalia.
- **Fevereiro de 2016:** A Organização Mundial da Saúde (OMS) declarou emergência de saúde pública de alerta internacional.

Quais são os sintomas?

Os principais sintomas são:
• manchas vermelhas na pele (erupção cutânea) • coceira na pele • febre baixa (de 37,8 °C e 38,5 °C) e por pouco tempo • dor leve nas articulações, principalmente mãos e pés • dor nos músculos • dor de cabeça • conjuntivite ou vermelhidão nos olhos.

Duração dos sintomas: de 3 a 7 dias, sendo que a dor nas articulações pode continuar por aproximadamente 1 mês. Porém, o vírus pode continuar vivo no organismo por mais tempo, causando outras doenças como a síndrome congênita do vírus Zika e as paralisias flácidas, como a síndrome de Guillain-Barré.

Outros sintomas menos frequentes: inchaço no corpo, dor de garganta, tosse e vômitos. Raramente, formas muito graves podem levar à morte.

Importante: Apenas 2 em cada 10 pessoas infectadas pelo Zika vírus apresentam algum sintoma. Portanto, a maioria das pessoas são infectadas pelo vírus sem perceber e podem transmitir a doença mesmo sem sintoma.

Diagnóstico

SINTOMAS RELATADOS
AO MÉDICO
(maior parte dos casos)

Observação: Quando necessária, a confirmação pode ser feita por exame de sangue.

Transmissão

Transmissões comprovadas:
- picada do mosquito *Aedes aegypti* contaminado;
- da mãe grávida para o bebê;
- sexo sem camisinha (método de barreira);
- transfusão de sangue;
- transplante de órgãos;
- contato com urina.

O Zika pode causar microcefalia e outros problemas no cérebro do bebê?

Estudos ainda estão sendo feitos para que se saiba, de fato, todas as possíveis complicações da infecção por Zika. As consequências até agora são: deficiências motora, cognitiva e neurológica (como a microcefalia e a síndrome de Guillain-Barré), além de convulsões e dificuldade de alimentação.

Microcefalia

É uma malformação congênita (nasce com o bebê), causada porque o cérebro não se desenvolve bem e, durante a gravidez, a cabeça não cresce normalmente em relação ao corpo do bebê. Pode ter várias causas e sempre deve ser investigada.

Recém-nascido de termo (tempo de gestação maior ou igual a 37 semanas)		
Medida anormal do perímetro cefálico (tamanho da cabeça)	Meninas	Meninos
	Menor ou igual a 31,5 cm	Menor ou igual a 31,9 cm

Observação: A medida da cabeça deve ser feita pelo médico, que terá a técnica e os materiais apropriados para isso.

O Zika pode causar microcefalia e outros problemas no cérebro do bebê?

Microcefalia e Zika

Já foi confirmada a relação entre o vírus Zika e a microcefalia pelo Ministério da Saúde, tendo sido identificada a presença desse vírus em amostras de sangue e tecidos de bebês nascidos, no Brasil, com a doença.

Ultrassom de mulheres grávidas que tinham o vírus Zika apresentaram:

- morte do bebê na 36ª e 38ª semanas de gestação;
- crescimento menor que o normal dentro da barriga;
- calcificações no cérebro;
- mudança na quantidade de líquido que envolve o bebê;
- mudança no fluxo de sangue que passa pelo cordão umbilical.

Outras alterações

Alguns bebês nascidos de mães que tiveram Zika durante a gravidez apresentaram algumas outras deficiências no sistema nervoso, como hidrocefalia e paralisia cerebral.
Também foram vistos alguns bebês com deficiência auditiva e na visão; alterações já comprovadas por estudos.

Tratamentos

Ainda não foram criados remédios específicos ou vacinas para o vírus Zika. Assim, não há nenhum tratamento específico para essa infecção. Portanto, a melhor forma de evitar o contágio pelo vírus é eliminando o mosquito transmissor. Isso pode ser feito através das medidas preventivas recomendadas pela Organização Pan-Americana da Saúde (OPAS):

- não deixar recipientes com água parada para evitar que o mosquito se reproduza;
- usar repelentes para insetos, evitando a picada do mosquito e o possível contágio;
- se proteger usando camiseta de mangas longas, calça comprida e sapatos fechados, para também evitar a picada;
- usar mosquiteiros que impeçam a aproximação do mosquito com o homem.

Cuidados

- Em caso de contágio: repouso, beber água e boa alimentação;
- Ao aparecimento de qualquer destes sintomas informados busque um serviço de saúde para atendimento;
- Não use nenhum medicamento sem recomendação do seu médico;
- Se você tem a intenção de engravidar, procure orientação de profissionais da saúde para tirar suas dúvidas e ajudar a avaliar sua decisão.

Dúvidas frequentes

1) Tive Zika durante a gravidez e meu bebê nasceu sem nenhum sintoma. Ele ainda pode ter alguma doença?

Não se sabe, com certeza, todas as possíveis consequências para o bebê causadas pela infecção por Zika da mãe durante a gestação. Por isso, o bebê que nasceu normal pode apresentar algum problema ao longo da vida. Além disso, existem alguns testes para verificar se o bebê está tendo um crescimento normal, mas que só podem ser feitos com ele já mais velho; portanto, sendo necessário esperar para saber se tem alguma doença ou não.

2) A epidemia de Zika acabou?

Não acabou. Ainda estamos em estado de alerta contra o mosquito que transmite o Zika, pois casos com infecção por esse vírus continuam aparecendo. Como os mosquitos que transmitem o Zika gostam de se reproduzir em ambientes quentes e são encontrados nos trópicos (ou seja, as regiões mais quentes do planeta Terra), que é também onde está o Brasil, surtos podem continuar a acontecer.

Dúvidas frequentes

3) Existe alguma fase da gestação em que a mãe com o vírus Zika não irá passar a doença para o bebê?
Estudos, até o momento, falam que não existe fase segura durante a gravidez para o bebê não receber o vírus da mãe. Ou seja, em todos os momentos da gestação o bebê pode ser infectado e ter alguma doença por isso. Desse modo, é importante as gestantes realizarem todas as medidas preventivas, para evitar o contágio.

4) Qual a chance de a mãe passar o vírus Zika para o bebê durante a gestação?
Ainda não se sabe a porcentagem dessa chance.

5) Se a mãe estiver infectada pelo vírus durante a gravidez, qual a chance de o bebê nascer com doenças por causa da infecção da mãe?
Ainda não se sabe qual é essa chance.

6) Se uma pessoa já teve infecção por Zika uma vez, ela pode ter de novo?
É possível que sim, pois ainda não se sabe se existe apenas um tipo de vírus Zika. Por isso, você pode ter sido infectado com um tipo de Zika e seu organismo ter criado barreiras para que nunca mais essa infecção aconteça, mas outro tipo de vírus Zika pode te contaminar e seu organismo não vai ter barreiras contra o novo tipo.

Capítulo 2: DESENVOLVIMENTO MOTOR INFANTIL

Nara Taylane Meneses de Sousa, Renato Tommasiello Hungria e Stephanie Aparecida Alves de Oliveira

Desenvolvimento da Criança: começa com seu interesse pelo ambiente à sua volta.
Desse modo, é a cabeça que irá guiar os movimentos à medida que o corpo começa a se mexer para levantar a cabeça: olhar para os objetos, seguir sons, olhar pra cima, para frente etc. A partir daí, o corpo ganha força nos músculos e a criança começa a querer sentar, engatinhar, até ficar em pé e andar.

Desenvolvimento motor

O desenvolvimento motor é um processo que acontece ao longo da vida, ocorrendo mudanças nas habilidades do movimento (como sentar, andar ou pegar objetos). Essas mudanças melhoram o controle dos movimentos, aumentam o desempenho nas tarefas e dão maior independência à criança nas suas atividades. Depende da aprendizagem e é influenciado por:
- fatores biológicos (como a alimentação e a saúde);
- fatores genéticos (doenças na família);
- fatores ambientais;
- fatores sociais da criança (como crescer em um lugar saudável, com higiene, saneamento básico e tendo sempre afeto, carinho e contato da família e das pessoas à sua volta).

Fases do desenvolvimento motor

Primeira fase (1º ao 3º mês de vida)

- O bebê nasce todo encolhido, com braços e pernas dobrados e aos poucos vai se esticando;
- Tenta firmar a cabeça quando está de barriga para baixo ou sentado;
- Presta atenção em barulhos e objetos no ambiente e tenta acompanhar, principalmente quando está deitado;
- Agarra o próprio cabelo ou a roupinha;
- Consegue juntar as mãos e levá-las até a boca.

Segunda fase (4º ao 6º mês de vida)

- Começa a tentar rolar;
- Consegue ficar com a cabeça e o corpo mais retos e firmes;
- Busca e segura objetos;
- Passa objetos de uma mão para outra;
- Fala partes de palavras como bá, dá, lá;
- Fixa o olhar nas próprias mãos;
- Solta gargalhadas.

Fases do desenvolvimento motor

Terceira fase (7º ao 9º mês de vida)
- Quando está deitado, usa a força dos braços para ficar sentado;
- Consegue ficar sentado sem apoio e brinca com algum objeto sem cair para os lados ou para trás;
- Fica na posição de gato;
- Já consegue ficar em pé com apoio;
- Consegue segurar objetos pequenos usando as pontas dos dedos;
- Começa a entender broncas dos pais, como um "não";
- Responde a gestos: por exemplo, vem para o colo quando alguém estica os braços;
- Bate os brinquedos e objetos na mesa ou em si, e joga objetos para longe;
- Brinca de esconder: percebe quando as pessoas se escondem ou escondem brinquedos.

Quarta fase (10º ao 12º mês de vida)
- Anda ou dá alguns passos sem apoio;
- Vira páginas de um livro;
- Consegue entender uma ordem simples (como "dá");
- Diz "mamãe" e "papai";
- Aponta para mostrar as coisas que quer e que estão distantes;
- Fala a primeira palavra completa e usa para dizer o que quer ("água", "papá");
- Brinca de fingir ou imitar.

Importância do desenvolvimento motor

O desenvolvimento motor é importante para que a criança consiga fazer tarefas sozinha, como andar, comer, ir ao banheiro, tomar banho, aprender, brincar e estudar.
Sendo uma criança ativa e conseguindo fazer essas atividades, a criança tem mais chances de, na fase adulta, se tornar uma pessoa com maior independência.

Capítulo 3: ESTIMULAÇÃO PRECOCE

Isabela Teixeira Mendes de Carvalho e Mariana de Abreu Diz

O que é estimulação precoce?

A estimulação precoce é a técnica usada para ajudar a criança a se desenvolver melhor ou diminuir o atraso no desenvolvimento de crianças com deficiências. Para isso, fazemos com que o bebê perceba coisas novas a partir dos sentidos: visão, audição, tato, olfato e percepção do corpo. Quanto mais cedo o bebê receber estímulos, maiores serão os benefícios para sua aprendizagem ao longo da vida.

Quais são os estímulos?

Estímulo visual

A criança depende muito da visão para aprender. Isso faz com que a visão seja um dos sentidos mais importantes para a relação do bebê com o mundo a sua volta. Ao nascer, o bebê não enxerga tudo, mas a sua visão deve se desenvolver rapidamente nos primeiros 6 meses de vida. Para que isso aconteça, é importante a estimulação visual. Objetos com mais brilho, cores intensas, contrastes de preto e branco, que se movimentem na frente do bebê ou que ele deva pegar são algumas formas de realizar essa estimulação.

Quais são os estímulos?

Estímulo auditivo

Uma das formas de desenvolver uma boa fala é a imitação de sons, para isso a criança deve ser capaz de escutá-los e diferenciá-los (por exemplo, a criança identifica o cachorro como "au au", por causa do som que ele faz). Para o desenvolvimento dessa capacidade, é necessário conversar com o bebê, cantar, fazer sons agradáveis em lugares diferentes para que ele possa identificar de onde eles vêm, além de mostrar a ele animais e objetos que façam sons característicos, como avião, cachorro, gato, entre muitos outros.

Quais são os estímulos?

Estímulos na pele (tátil)

É a pele que percebe a forma, tamanho, textura e temperatura dos objetos. A percepção tátil permite a relação do bebê com o ambiente e os objetos, além de reação a estímulos de dor, como forma de proteção. Isso é necessário para desenvolver corretamente os movimentos, gestos e relação com outras pessoas. Essa capacidade pode ser estimulada a partir de massagens, contato do bebê com diferentes texturas, como plásticos, esponjas, tecidos, entre outros. O contato com a água, em banhos com o corpo imerso até o ombro, causa tranquilidade no bebê por lembrar quando estava na barriga da mãe. Também é importante a característica afetiva desse estímulo, pois o contato pele com pele gera conforto para a criança. A amamentação é importante por estimular o contato afetivo da mãe com o bebê, na produção de hormônios que trazem a sensação de felicidade para os dois e para o ganho nutricional da criança, e também pode ser um meio desse tipo de estímulo.

Quais são os estímulos?

Estímulo olfatório

O nariz é responsável por sentir os cheiros que estão à nossa volta. Além disso, os cheiros têm relação com nossas emoções, pois guardamos na memória aqueles que são bons (como um bolo da vovó!) e os ruins. Podemos estimular esse sentido com sabonetes apropriados nos banhos e com óleos especiais para bebês, em massagens. O bebê também fica mais calmo quando sente o cheiro de quem cuida dele (mãe, pai, avós), por isso o contato entre os dois é importante.

Estímulo de percepção do corpo no ambiente (vestibular)

O sistema vestibular é o responsável por nos fazer perceber qual a posição do nosso corpo com relação ao ambiente à nossa volta, o que nos dá equilíbrio. Isso é importante para que a criança consiga realizar as suas atividades, como sentar, engatinhar, andar e correr. É possível estimular esse sistema a partir do movimento de uma cadeira de balanço ou de uma rede, ou ainda pelo movimento de ninar o bebê no colo.

Quais são os estímulos?

Estímulo de percepção do corpo (proprioceptivo)

A propriocepção é o que nos faz perceber a posição do nosso próprio corpo, ou seja, sabemos como está a nossa postura, qual movimento estamos fazendo e onde estão as partes de nosso corpo, mesmo sem olhar. Ela é muito importante para o equilíbrio e para a coordenação de movimentos. Como forma de estimular a propriocepção, pode-se realizar alongamentos e movimentos com o pescoço, braços e pernas dos bebês, ou estimular que os próprios os façam sozinhos. Para crianças maiores é possível pedir que apontem certas partes do corpo, como "onde está o nariz?", por exemplo.

Benefícios da estimulação

A estimulação precoce é importante para o desenvolvimento de todos os bebês. Porém, quando há riscos de atraso no desenvolvimento, esses estímulos se tornam indispensáveis, como no caso dos bebês que nascem prematuros, com doenças neurológicas e que tiveram contato com o vírus Zika durante a sua gestação.

Alguns dos benefícios que a estimulação precoce traz são:
- Melhor desenvolvimento motor, neurológico e psicológico;
- Diminuição do tempo de internação no hospital;
- Ganho de peso e tamanho;
- Diminuição do risco de ter outras doenças;
- Sono mais tranquilo e regular;
- Diminuição da sensação de dor e redução da quantidade do choro;
- Melhor hidratação da pele;
- Melhora da atenção do bebê nas atividades;
- Melhora da relação com familiares e cuidadores;
- Melhora da respiração e batimentos cardíacos;
- Capacidade de realizar novos movimentos mais cedo;
- Facilita na aprendizagem da criança ao longo da vida.

Capítulo 4: A IMPORTÂNCIA DOS PAIS E CUIDADORES NA ESTIMULAÇÃO PRECOCE

Alice Silveira Catelar e Karina Santos Vieira

A importância

Todas as crianças precisam de uma alimentação saudável, higiene adequada, cuidado de profissionais da saúde e, principalmente, atenção e carinho para que possam ter condições de crescer e se desenvolver.

Além do acompanhamento de profissionais da saúde, a família é quem passa mais tempo com a criança, se tornando fundamental na estimulação em casa. Para isso, a família deve conhecer as dificuldades da criança e fazer exercícios que possam ajudá-la a aprender e se desenvolver, estando mais preparados para perceber as necessidades dela. Por isso, a participação da família é tão importante nesse processo de estimulação.

O ato de brincar já é uma forma de incentivar o desenvolvimento da criança e, neste guia, iremos mostrar como você pode estimular a criança e ajudar na evolução das suas habilidades. Também é importante lembrar que, além de seguir as orientações deste guia, é fundamental o acompanhamento com um fisioterapeuta.

Cuidando de quem cuida: orientações para pais e cuidadores

É comum que as mães, mesmo sem o peso da barriga da gravidez, sintam dores causadas pelas posições usadas para os cuidados do bebê. Por isso, na hora de cuidar, brincar ou carregar o bebê, a mãe (ou quem for cuidar do bebê) deve ficar atenta a sua posição.

Toda pessoa sobrecarregada com muitas tarefas fica cansada e tensa, e isso não é diferente com a mãe cuidando do bebê. É muito importante que a mãe cuide dela mesma, para que fique mais relaxada e disposta para cuidar do bebê.

Para isso, a mãe deve reservar um tempo para cuidar de si mesma, aproveitando o horário em que o bebê está dormindo ou sendo cuidado por outra pessoa. Alguns alongamentos simples, exercícios e massagens podem ajudar nas dores.

Dica: Prepare o ambiente, tome um banho quente, coloque uma música calma em volume baixo e faça um exercício de respiração antes de iniciar a massagem: funciona como forma de relaxamento.

Cuidando de quem cuida: orientações para pais e cuidadores

Exercícios de respiração 1
- Posição da mãe: mãos apoiadas na parte superior do peito;
- Inspire pelo nariz, sentindo o afastamento das pontas dos dedos;
- Solte o ar lentamente pela boca, sentindo agora as pontas dos dedos se aproximarem;
- Essa etapa pode ser repetida 3 vezes.

Exercício de respiração 2
- Posição da mãe: mãos apoiadas sobre a barriga, entre o umbigo e as costelas;
- Inspire pelo nariz fazendo a barriga "aumentar" e sentindo o afastamento das pontas dos dedos;
- Solte o ar lentamente pela boca, sentindo agora as pontas dos dedos se aproximarem;
- Essa etapa também pode ser repetida 3 vezes.

Cuidando de quem cuida: orientações para pais e cuidadores

Automassagem

É o ato da própria pessoa se massagear, sendo usada para relaxar os músculos e, com isso, diminuir as dores, os sintomas do cansaço e o alívio das tensões emocionais.

- Posição da mãe: sentada;
- Coloque a mão esquerda sobre o ombro direito;
- Para não cansar o braço esquerdo, segure-o com o braço direito;
- Com a mão esquerda, aperte levemente e faça movimentos longos e lentos de deslizamento em um ritmo constante sobre a pele de toda a região que vai do ombro até a nuca;
- Troque de mão e inicie os mesmos movimentos no ombro do outro lado.

Cuidando de quem cuida: orientações para pais e cuidadores

Automassagem nos seios (para as mães em amamentação)

Outra forma de massagem pode ser feita na região dos seios, que além de ajudar nas dores causadas pela produção do leite e amamentação também ajuda na renovação do leite dado ao bebê.

- Posição da mãe: sentada ou deitada;
- Faça a massagem usando a palma da mão e os dedos;
- No sentido horário, deslize a palma e os dedos (de maneira firme, porém sem machucar) de fora para dentro, em direção ao mamilo.

Capítulo 5: ORIENTAÇÕES

Anna Luiza Bertin Henrique e Samantha Caroline Nahat Fratucci

Orientações gerais:
- Escolha um horário para estimular o bebê: ele deve estar acordado e alimentado;
- Dê ordens simples, por exemplo: "pegue o brinquedo!";
- Fique sempre de frente para o bebê;
- Dê brinquedos de acordo com a idade do bebê;
- Deixe que o bebê escolha o seu brinquedo favorito;
- Lembre-se: bebês cansam mais rápido e podem se irritar! Bebês maiores aguentam até 30 minutos de exercício e os menores 15 minutos;
- Só ajude o bebê caso ele não consiga sozinho;
- Higienize sempre os brinquedos após o uso.

Orientações para o/a cuidador/a:
- Antes de começar, lave bem as mãos, mantenha as unhas cortadas, tire aneis/pulseiras/relógios/colar/brincos e prenda o cabelo;
- Mantenha uma postura que não cause dor e nem que force partes do corpo, como sua coluna, enquanto você estimula o bebê;
- Tenha calma e paciência quando for pedir para o bebê fazer os exercícios;
- Comemore com o bebê quando ele conseguir fazer algum exercício;
- Não fique bravo ou desanimado se ele não conseguir. Continue estimulando;
- Cuidado ao carregar o bebê: ele deve estar em uma postura alinhada e com o corpo sustentado.

Orientações para o bebê:

- Observe se o bebê está em uma posição segura e que facilite o exercício;
- Faça movimentos delicados e suaves, prestando atenção se o bebê está tendo algum desconforto ou dor;
- Nunca deixe o bebê dormir de barriga para baixo;
- Não deixe o bebê sozinho em situações onde ele pode se machucar: lugares altos (camas, sofás, trocadores), com tomadas, com objetos cortantes ou pequenos que ele possa engolir;
- Se o bebê estiver doente, resfriado, com diarreia ou vomitando, não faça os exercícios até que ele esteja melhor;
- O corpo do bebê ainda é muito molinho e qualquer puxão ou movimento forte pode machucar;
- Cuidado com a posição do corpo do bebê.

Cuidados com a posição do corpo do bebê

	CERTO ✓	ERRADO ✗
ALINHAMENTO DAS PERNAS		
POSIÇÃO DOS PÉS		
POSIÇÃO DOS PÉS EM PÉ		
POSIÇÃO DO QUADRIL SENTADO		

	CERTO ✓	ERRADO ✗
POSIÇÃO DA CABEÇA		
POSIÇÃO DA CABEÇA DEITADO		
POSTURA SENTADO		
PUXANDO PELOS BRAÇOS (E TAMBÉM PELAS PERNAS)		

Capítulo 6: BRINQUEDOS DE CADA FASE

Anna Luiza Bertin Henrique e Samantha Caroline Nahat Fratucci

De 0 a 6 meses
Brinquedos que:
- tenham cores fortes (p. ex., vermelho) ou contraste de cores (p. ex., branco e preto);
- se movimentem devagar;
- façam barulhos não muito altos;
- com formas redondas e luz;
- conforme for crescendo: com músicas com batidas mais fortes e animadas.

De 6 a 12 meses
Brinquedos que:
- façam barulhos;
- abram portas, mexam, chacoalhem ou vibrem;
- se o bebê já conseguir andar: brinquedos que possam ser puxados e empurrados.

Dicas de brinquedos de 0 a 6 meses:
Caixinha de música, espelho que não quebre, livros moles com cores fortes, que vibram quando aperta, chocalhos, bichinhos de pelúcia (não devem ter partes de plástico ou metal, e o tecido não pode causar alergias), bichinhos de borracha que façam barulho ao apertar, argolas maiores que a boca para mastigar.

Dicas de brinquedos de 6 a 12 meses:
bonecos e bichos de pelúcia, bolas, itens de cozinha que o bebê se interesse no dia a dia (p. ex., tigelas, copos e colheres de plástico, leves e sem risco de machucar o bebê), blocos moles ou de madeira, carrinhos que se movam, brinquedos que pulem quando são apertados, caixa com espaço para encaixar as formas, bolas, telefones de brinquedo, livros, blocos, baldes e pazinhas.

Capítulo 7: EXERCÍCIOS

Alice Silveira Catelar, Amanda Cristina Franchi de Lima, Anna Luiza Bertin Henrique, Isabela Teixeira Mendes de Carvalho, Juliana de Souza, Karina Santos Vieira, Mariana de Abreu Diz, Nara Taylane Meneses de Sousa, Renato Tommasiello Hungria, Samantha Caroline Nahat Fratucci e Stephanie Aparecida Alves de Oliveira

Tipos de estímulos – Legenda

🖐 Estímulo tátil	👂 Estímulo auditivo
👃 Estímulo olfatório	👁 Estímulo visual
🧍 Estímulo vestibular	🤸 Estímulo proprioceptivo

EXERCÍCIOS DE BARRIGA PARA CIMA

Exercício DD1 – Massagem

Estímulos usados

POSIÇÃO DA MÃE: A mãe deve estar em frente ao bebê.

Observação: A mãe pode estar sentada no chão (com as costas apoiadas) e com o bebê no colo ou colocá-lo em um lugar mais alto (berço, trocador etc.) e ficar em frente a ele. O importante é estar confortável.

Posição inicial e final do bebê:
O bebê deve estar deitado de barriga para cima e com a cabeça olhando para frente.

Etapa 1:
Coloque uma colher de chá de óleo nas suas mãos e esfregue uma na outra para esquentá-las.
Observação: Para fazer massagem no bebê, escolha um óleo vegetal (de preferência de girassol) e coloque uma música calma e baixa. Caso o bebê esteja com alguma alergia na pele depois do uso do óleo, pare de usar o óleo e procure o médico!

Etapa 2:
Espalhe pelo corpo do bebê suavemente, lembrando de nunca passar óleo no rosto, boca, orelhas ou olhos do bebê.

Etapa 3:
Faça uma massagem suave no corpo inteiro do bebê para relaxar seus músculos: barriga, braços, pernas, mãos e pés.
Observação: Não tem problema se o bebê dormir durante a massagem. O relaxamento pode causar isso!

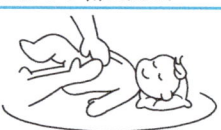

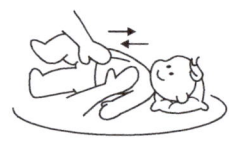

EXERCÍCIOS DE BARRIGA PARA CIMA

Exercício DD2 – Mobilização passiva

Estímulos usados

POSIÇÃO DA MÃE: A mãe deve estar em frente ao bebê.

Observação: A mãe pode estar sentada no chão (com as costas apoiadas) e com o bebê no colo ou colocá-lo em um lugar mais alto (berço, trocador etc.) e ficar em frente a ele. O importante é estar confortável.

Posição inicial e final do bebê: O bebê deve estar deitado de barriga para cima e com a cabeça olhando para frente.	
Exercício: Usando óleo e uma música calma, como no exercício anterior, faça exercícios de dobrar e esticar devagar bracinhos, perninhas e dedinhos, um de cada vez.	

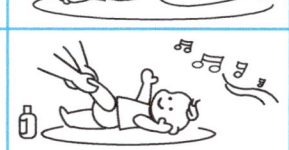

EXERCÍCIOS DE BARRIGA PARA CIMA

Exercício DD3 – Rotação da cabeça e rolamento

Estímulos usados

POSIÇÃO DA MÃE: A mãe deve estar em frente ao bebê.

Posição inicial do bebê: O bebê deve estar deitado de barriga para cima e com a cabeça olhando para frente.	
Etapa 1: Com um brinquedo que chame atenção, espere o bebê olhar para o brinquedo e movimente para os lados na altura dos olhos dele (aproximadamente 2 palmos abertos do rosto dele). **Observação:** O bebê pode não virar a cabeça totalmente no começo! Ele irá conseguir em uma próxima fase. Além disso, aguarde o bebê fixar o olhar no brinquedo para movimentá-lo.	25 a 30 cm
Etapa 2: Com o bebê olhando para o mesmo brinquedo, estimule o bebê a pegá-lo da sua mão, levando-o para um lado e depois para o outro.	
Etapa 3: Ensine o bebê a segurar e chacoalhar o brinquedo.	
Etapa 4: Usando o mesmo brinquedo, mostre para o bebê fazendo com que ele tenha que rolar para alcançá-lo.	
Posição final do bebê: Após rolar para alcançar o brinquedo, o bebê terminará o exercício de barriga para baixo.	

EXERCÍCIOS DE BARRIGA PARA CIMA

Exercício DD4 – Alcance do objeto no centro

Estímulos usados

POSIÇÃO DA MÃE:
A mãe deve estar em frente ao bebê.

Posição inicial do bebê: O bebê deve estar deitado de barriga para cima e com a cabeça olhando para frente.	
Etapa 1: Mostre para o bebê um objeto de tamanho médio (algum brinquedo com o tamanho parecido com uma mamadeira pequena).	
Etapa 2: Colocar no peito do bebê estimulando a pegar o objeto ou a própria roupa.	
Etapa 3: Mostrar objeto em cima do bebê (na direção do peito) e pedir que alcance.	
Posição final do bebê: O bebê conseguirá pegar o objeto da mão da mãe.	

EXERCÍCIOS DE BARRIGA PARA CIMA

Exercício DD5 – Bater palmas

Estímulos usados

POSIÇÃO DA MÃE:
A mãe deve estar em frente ao bebê.

Posição inicial do bebê: O bebê deve estar deitado de barriga para cima e com a cabeça olhando para frente.	
Etapa 1: Ofereça um brinquedo grande e leve, como bola ou bichinhos (evite pelúcia) para que o bebê segure com as duas mãos.	
Etapa 2: Ofereça dois brinquedos menores para que o bebê segure ao mesmo tempo, um em cada mão.	
Etapa 3: Ensine a bater os dois brinquedos entre si.	
Etapa 4: Sem os brinquedos, bata palmas para o bebê imitar.	
Posição final do bebê: Ele pode bater palmas ou brincar com as mãozinhas.	

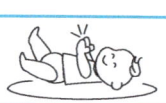

EXERCÍCIOS DE BARRIGA PARA CIMA

Exercício DD6 – Alcance dos pés

Estímulos usados

POSIÇÃO DA MÃE:
A mãe deve estar em frente ao bebê.

Posição inicial do bebê: O bebê deve estar deitado de barriga para cima e com a cabeça olhando para frente.	
Etapa 1: Chame a atenção do bebê para os seus pés: mexa na sola do pé, conte os dedinhos, esfregue um pé no outro, faça cócegas etc.	
Etapa 2: Coloque as mãos do bebê nos joelhos dele e, se ele conseguir com facilidade, nos pés.	
Etapa 3: Se ele conseguir, tente levar o pé do bebê até a boca dele.	
Posição final do bebê: Se conseguir passar por todas as etapas, o bebê terminará o exercício conseguindo alcançar os pés e levá-los até a boca.	

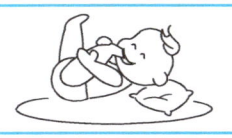

EXERCÍCIOS DE BARRIGA PARA CIMA

Exercício DD7 – Transferência

Estímulos usados

POSIÇÃO DA MÃE: A mãe deve estar em frente ao bebê.

Posição inicial do bebê:
O bebê deve estar deitado de barriga para cima e com a cabeça olhando para frente.

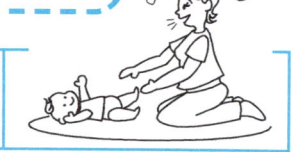

Exercício:
A mãe irá segurar os braços do bebê e o estimulará a fazer força com os próprios braços para se sentar.

Dica: Se o bebê for muito pequeno, comece o exercício com ele apoiado em um travesseiro que o deixe mais sentado. Conforme ele for melhorando o desempenho, vá diminuindo a altura do travesseiro até não precisar mais usá-lo.

Posição final do bebê:
O bebê terminará o exercício sentado.

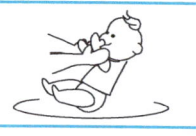

Cuidado: Preste atenção no alinhamento da cabeça do bebê: ela não deve ficar caída para trás (como na imagem). Além disso, o bebê só irá poder fazer esse exercício quando ele conseguir deixar o ombro parado no momento de puxar o braço.

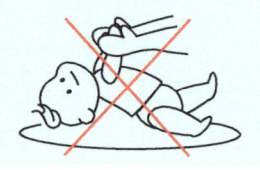

EXERCÍCIOS DE BARRIGA PARA CIMA

Exercício DD8 – Balancinho

Estímulos usados

POSIÇÃO DA MÃE:
Serão necessárias 2 pessoas para este exercício.

Posição inicial e final do bebê:
O bebê deve estar deitado de barriga para cima e com a cabeça olhando para frente, em cima e no meio de um lençol grande e resistente.

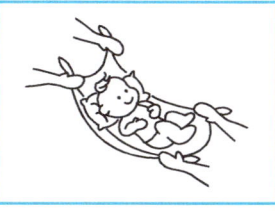

Exercício:
Cada uma das pessoas vai segurar duas pontas do lençol e, juntas, irão balançar o bebê lentamente durante um período curto de tempo.

EXERCÍCIOS DE BARRIGA PARA BAIXO

Exercício DV1 – Balanço

Estímulos usados

POSIÇÃO DA MÃE:
A mãe deve estar sentada ou em pé, com uma das suas mãos no peito do bebê e a outra entre as pernas indo para a barriga do bebê.

Posição inicial e final do bebê: Deitado de barriga para baixo nos braços da mãe ou cuidador.	
Etapa 1: Delicadamente, e segurando o bebê de forma confortável, balance o bebê de um lado para outro.	
Etapa 2: Balance devagar o bebê para frente e para trás enquanto conversa com ele ou coloque uma música calma para tocar.	

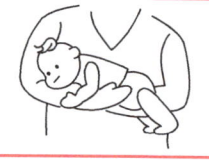

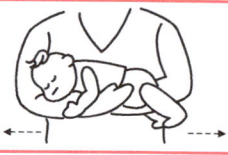

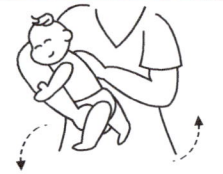

EXERCÍCIOS DE BARRIGA PARA BAIXO

Exercício DV2 – Levantando a cabeça

Estímulos usados

POSIÇÃO DA MÃE:
A mãe deve estar em frente ao bebê.

Posição inicial e final do bebê:
Deitado de barriga para baixo com os braços junto ao corpo e o cotovelo dobrado com as mãos na altura do ombro.

Etapa 1: Faça um barulho com algum brinquedo na frente do bebê para que ele levante a cabeça e olhe para o brinquedo.
Observação: Ele vai permanecer por pouco tempo com a cabeça levantada, até que ganhe força.

Etapa 2: Chame a atenção do bebê com o brinquedo acima da cabeça, girando-o de um lado para o outro para que o bebê rode a cabeça para direita e esquerda.
Observação: Mesmo que o bebê não vire a cabeça totalmente no começo, não se preocupe! Ele irá conseguir em uma próxima fase.

Etapa 3: Quando o bebê aprender a apoiar os cotovelos a 90 graus (como um L) e levantar a cabeça por completo, com o brinquedo, estimule o bebê a rodar a cabeça para a direita e a esquerda.

Etapa 4: Com o brinquedo, toque na mão do bebê para que ele tente pegar. Depois coloque o brinquedo na frente dele sob a cama, para que tente alcançar o brinquedo próximo a ele.

EXERCÍCIOS DE BARRIGA PARA BAIXO

Exercício DV3 – Brincando deitada com o bebê

Estímulos usados

POSIÇÃO DA MÃE:
A mãe deve estar deitada de barriga para cima e com a cabeça apoiada em um travesseiro ou almofada.

Posição inicial e final do bebê:
Bebê deitado de barriga para baixo, em cima da barriga da mãe/cuidador ou sobre a cama.

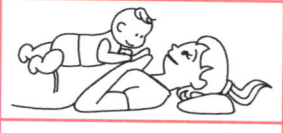

Exercício:
Chame o bebê para que ele levante a cabeça e olhe para você, converse com ele, cante ou brinque. Brinque com o bebê de esconde-esconde, escondendo o seu rosto com as mãos ou um pano.

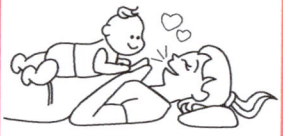

EXERCÍCIOS DE BARRIGA PARA BAIXO

Exercício DV4 – Rastejando atrás do objeto

Estímulos usados

POSIÇÃO DA MÃE:
A mãe deve estar sentada ao lado do bebê.

Posição inicial e final do bebê: De barriga para baixo, com os cotovelos dobrados e mãos apoiadas na cama, coloque um brinquedo na frente do bebê.	
Exercício: Estimule o bebê a pegar o brinquedo. Pode ajudá-lo a se arrastar empurrando-o levemente para frente, e com o tempo ele conseguirá se arrastar sozinho.	

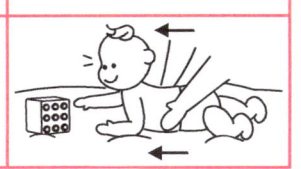

EXERCÍCIOS DE BARRIGA PARA BAIXO

Exercício DV5 – Mobilização passiva

Estímulos usados

POSIÇÃO DA MÃE: A mãe deve estar sentada ao lado do bebê.

Posição inicial e final do bebê:
De barriga para baixo, com os cotovelos dobrados e mãos apoiadas na cama, coloque um brinquedo na frente do bebê.

Etapa 1:
Com uma mão na planta do pé do bebê, o cuidador dobra uma perna de cada vez empurrando o pé na direção da cabeça e esticando a perna voltando a posição inicial, de maneira alternada.

Observação: Realizar nas duas perninhas, uma de cada vez.

Etapa 2:
O cuidador envolve sua mão na coxa do bebê, próximo ao joelho, e a outra mão nas costas. Levemente, o cuidador tenta aproximar a coxa do quadril (sem dobrar a perna) e retorna para a posição inicial.

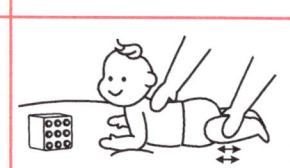

EXERCÍCIOS DE BARRIGA PARA BAIXO

Exercício DV6 – Levantando a cabeça com ajuda dos braços

Estímulos usados

POSIÇÃO DA MÃE: A mãe deve estar sentada em frente ao bebê.

Posição inicial do bebê: De barriga para baixo, com os cotovelos dobrados e mãos apoiadas na cama.	
Etapa 1: Chame a atenção do bebê com um brinquedo acima da cabeça, para que ele levante a cabeça, empurre a cama com os braços esticados e olhe para o brinquedo.	
Etapa 2: Chame a atenção do bebê com um brinquedo acima da cabeça e, quando o bebê olhar, leve o brinquedo para a esquerda e para a direita.	
Etapa 3: Estimule o bebê a pegar o brinquedo, com uma mão apoiada na cama enquanto a outra estará no alto. Repita com o brinquedo para os lados.	
Etapa 4: Estimule o bebê a pegar o brinquedo do lado contrário ao da mão, até que ele role.	
Posição final do bebê: De barriga para cima.	

EXERCÍCIOS SENTADO

Exercício S1 – Firmando a cabeça e o corpo

Estímulos usados

POSIÇÃO DA PESSOA 1:
A pessoa deve estar sentada no chão atrás do bebê, o segurando.

POSIÇÃO DA PESSOA 2:
A pessoa deve estar sentada no chão em frente ao bebê.

Posição inicial do bebê: Sentado no chão com uma pessoa o segurando por trás, sem que fique apoiado na pessoa.	
Etapa 1: Com o bebê segurado pelas axilas, o estimule com um brinquedo que chame a atenção à sua frente. Quando o bebê olhar para o brinquedo, movimente-o para os lados na altura dos seus olhos.	
Etapa 2: Repita o exercício agora segurando-o pelo corpo. Quando o bebê olhar para o brinquedo, movimente-o para os lados, para baixo e para cima, e o faça tentar pegar o brinquedo de suas mãos.	
Etapa 3: Repita o exercício agora segurando-o pelo quadril. Movimente o brinquedo como na etapa anterior e depois coloque o brinquedo no chão para que o bebê tente pegar sozinho.	
Posição final do bebê: Sentado sem apoio.	

EXERCÍCIOS SENTADO

Exercício S2 – Estimulando o alcance

Estímulos usados

POSIÇÃO DA MÃE: A mãe deve estar sentada no chão em frente ao bebê.

Posição inicial do bebê: Sentado no chão com o apoio de travesseiros ou almofadas.	
Etapa 1: O cuidador deve se sentar de frente para o bebê segurando algum brinquedo que chame a sua atenção.	
Etapa 2: Quando o bebê se interessar pelo brinquedo, comece a movimentá-lo para cima, para baixo e para os lados. Observe se o bebê acompanha os movimentos do brinquedo com os olhos e com a cabeça.	
Etapa 3: Estimule o bebê a tentar alcançar o brinquedo.	
Etapa 4: Coloque dois ou três brinquedos na frente do bebê, no chão, para que ele escolha seu preferido e tente pegar sozinho.	
Posição final do bebê: Sentado com o corpo inclinado para frente.	

EXERCÍCIOS SENTADO

Exercício S3 – Estimulando a rotação do tronco e o alcance lateral

Estímulos usados

POSIÇÃO DA MÃE: A mãe deve estar sentada no chão ao lado do bebê.

Posição inicial do bebê: Sentado no chão sem apoio.	
Etapa 1: Sente ao lado do bebê e utilize um brinquedo para chamar a sua atenção. Quando o bebê olhar para o brinquedo, movimente-o na altura dos seus olhos. Faça com que o bebê acompanhe o movimento e depois dê o brinquedo a ele.	
Etapa 2: Continue sentado ao lado do bebê segurando algum brinquedo que chame sua atenção. Quando o bebê olhar para o brinquedo, coloque-o no chão para que o bebê tente pegar.	
Etapa 3: Coloque um brinquedo que o bebê goste ao lado dele. O brinquedo deve que ser colocado em uma distância maior do que a da etapa anterior, para que o bebê vá engatinhando até ele.	
Posição final do bebê: Na posição gato.	

EXERCÍCIOS SENTADO

Exercício S4 – Equilíbrio na almofada

Estímulos usados

POSIÇÃO DA PESSOA 1:
A pessoa deve estar sentada no chão atrás do bebê, sem encostar nele.

POSIÇÃO DA PESSOA 2:
A pessoa deve estar sentada no chão em frente ao bebê.

Posição inicial do bebê: Sentado em cima de uma almofada ou de um travesseiro.	
Etapa 1: A pessoa que está sentada na frente do bebê deve segurá-lo pelas coxas. A pessoa que está atrás do bebê deve tocar suavemente seus ombros e costas para que ele se desequilibre. Observação: Não faça toques com força ou muito rápidos. A cada movimento, pare por alguns poucos segundos para que o bebê responda.	
Etapa 2: A pessoa que está sentada na frente do bebê irá segurá-lo pelos tornozelos. A pessoa que está atrás do bebê irá movimentar um brinquedo na frente e ao lado dele para estimulá-lo. Enquanto o bebê segue o brinquedo com os olhos, a pessoa o tocará para causar desequilíbrio, como na etapa anterior.	
Posição final do bebê: Se equilibrará sozinho sentado em cima da almofada.	

EXERCÍCIOS SENTADO

Exercício S5 – Equilíbrio no balanço

Estímulos usados

POSIÇÃO DA MÃE: A mãe deve estar sentada em um balanço ou cadeira de balanço com o bebê no colo, segurando-o e mantendo-o firme.

Posição inicial do bebê: Sentado no colo do cuidador.

Etapa 1:
Faça com que o balanço se movimente, enquanto conversa com o bebê ou canta uma música que ele goste. A velocidade do balanço pode variar, porém as mudanças não devem ser bruscas.

Etapa 2:
Coloque brinquedos na frente do bebê para incentivá-lo a olhar para frente.

Etapa 3:
Coloque o brinquedo nas mãos do bebê e o mantenha sem apoiar as costas no cuidador, mas ainda seguro com a proteção dos seus braços.

EXERCÍCIOS EM GATO

Exercício G1 – Brincando na postura de gato

Estímulos usados

👁 🤸

POSIÇÃO DA MÃE:
A mãe deve estar ao lado do bebê.

Posição inicial do bebê: O bebê deve estar na posição de gato.	
Etapa 1: Coloque uma bola na frente do bebê e o estimule a empurrar com a mão.	
Etapa 2: Coloque uma bola na frente do bebê e o estimule a empurrar com as pernas, esticando-as.	

EXERCÍCIOS EM GATO

Exercício G2 – Engatinhando I

Estímulos usados

👁️ 🤸

POSIÇÃO DA MÃE:
A mãe deve estar no chão com o bebê no colo.

Posição inicial e final do bebê:
O bebê deve estar de barriga para baixo, em cima de uma das pernas da mãe. Também pode ser feito usando um rolo de almofada.

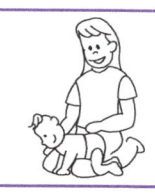

Etapa 1:
Dobre os joelhos do bebê e apoie-os no chão, alinhados bem abaixo dos quadris.

Etapa 2:
A mãe deve balançar de forma delicada a perna que o bebê está apoiado, como brincadeira de cavalinho, para cima e para baixo ou de um lado para o outro.

Etapa 3:
Com uma das mãos, mantenha o bebê com as pernas dobradas. Use sua outra mão para levantar os braços do bebê para frente, na mesma direção dos ombros.

Etapa 4:
Estimule o bebê a empurrar o corpo para cima, estendendo os cotovelos e tentando sustentar o próprio peso nos braços.

Etapa 5:
Coloque na frente do bebê um brinquedo com rodinhas ou um livro com desenhos coloridos e o estimule a pegar.

EXERCÍCIOS EM GATO

Exercício G3 – Engatinhando II

Estímulos usados

POSIÇÃO DA MÃE:
A mãe deve estar em pé.

Posição inicial e final do bebê:
O bebê deve estar de barriga para baixo, com braços e pernas estendidos no chão.

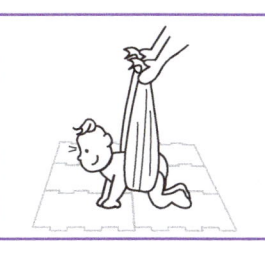

Etapa 1:
Passe uma toalha de banho por baixo da barriga do bebê e segure as pontas.

Etapa 2:
Dobre as perninhas do bebê, apoiando os joelhos no chão.

Etapa 3:
Coloque um brinquedo na frente do bebê e o estimule a pegar.

EXERCÍCIOS EM GATO

Exercício G4 – Ajoelhado

Estímulos usados

POSIÇÃO DA MÃE:
A mãe deve estar ao lado do bebê.

Posição inicial do bebê:
O bebê deve estar ajoelhado em frente a um sofá ou poltrona.

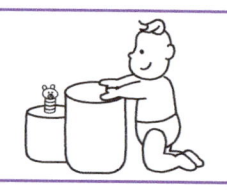

Etapa 1:
Coloque um brinquedo na frente do bebê e o estimule a pegar.

Etapa 2:
Ajude o bebê a levantar uma perna, apoiando o pé no chão.

Etapa 3:
Se o bebê já conseguir, o ajude a ficar em pé com as mãos apoiadas no sofá.

Posição final do bebê:
Semiajoelhado ou em pé (se conseguir).

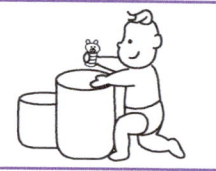

EXERCÍCIOS EM PÉ

Exercício P1 – Segurando o bebê em pé

Estímulos usados

POSIÇÃO DA MÃE: Serão necessárias 2 pessoas para este exercício.

Posição inicial do bebê: O bebê deve estar encostado numa parede ou lugar reto para que ele fique em pé, de frente para você.	
Etapa 1: Segure o bebê pelo corpo, perto do quadril. Você deve sempre olhar para o bebê, conversar, fazer caretas e sons para chamar sua atenção.	
Etapa 2: Segure o bebê de costas para você. Outra pessoa deve ficar na frente do bebê chamando a atenção dele com um brinquedo, movimentando de um lado para o outro, fazendo barulho e incentivando que a criança tente pegar o objeto.	
Etapa 3: Faça os mesmos exercícios, mas dessa vez com o bebê pisando em um tapete fofo, coberta, almofada ou qualquer outro lugar diferente do chão. Se ele conseguir, tente deixá-lo em pé sozinho.	
Posição final do bebê: Em pé, com apoio da mãe.	

EXERCÍCIOS EM PÉ

Exercício P2 – Partindo do apoio da parede

Estímulos usados

POSIÇÃO DA MÃE: A mãe deve estar em frente ao bebê, agachada.

Posição inicial do bebê:
O bebê deve estar encostado numa parede ou lugar reto para que ele fique em pé, de frente para você.

Dica: Você deve sempre olhar para o bebê, conversar, fazer caretas e sons para ele prestar atenção em você.

Etapa 1: Segure com cuidado nos tornozelos do bebê e deslize, um de cada vez, devagar para frente, como se o bebê fosse dar um passo.

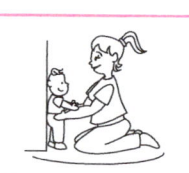

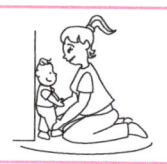

Etapa 2: Chame o bebê ou mostre algum brinquedinho até que ele coloque o peso dele no pezinho que está na frente.

Etapa 3: Deslize o outro tornozelo do bebê para que ele dê um novo passo. Repita esse movimento algumas vezes, sempre esperando que o bebê coloque o peso do corpo no pezinho da frente.

Posição final do bebê:
Em pé, sem o apoio da parede.

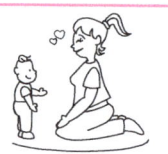

EXERCÍCIOS EM PÉ

Exercício P3 – Ajudando o bebê a se manter em pé

Estímulos usados

POSIÇÃO DA MÃE:
A mãe deve estar próxima ao bebê.

Posição inicial do bebê: Em pé no chão duro apoiado em uma cadeira, sofá ou parede.	
Etapa 1: Coloque brinquedos em cima do lugar em que ele está apoiado, para que ele tente alcançar.	
Etapa 2: Faça o mesmo exercício, mas dessa vez com o bebê pisando em um tapete fofo, coberta, almofada ou qualquer outro lugar diferente do chão.	
Posição final do bebê: Em pé sem apoio.	

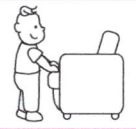

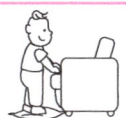

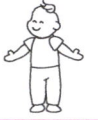

EXERCÍCIOS EM PÉ

Exercício P4 – Marcha lateral

Estímulos usados

POSIÇÃO DA MÃE:
A mãe deve estar próxima ao bebê.

Posição inicial do bebê: Em pé no chão duro apoiado em uma cadeira, sofá ou parede.	
Etapa 1: Coloque um brinquedo em cima do local onde o bebê está apoiado, na região ao lado do bebê (não em frente).	
Etapa 2: Faça o mesmo exercício, mas dessa vez com o bebê pisando em um tapete fofo, coberta, almofada ou qualquer outro lugar diferente do chão.	
Posição final do bebê: Em pé, andando de lado sem apoio.	

EXERCÍCIOS EM PÉ

Exercício P5 – Ajudando o bebê a andar com apoio

Estímulos usados

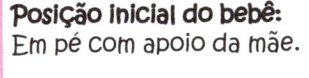

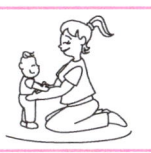

POSIÇÃO DA MÃE: A mãe deve estar em frente ao bebê.

Posição inicial do bebê:
Em pé com apoio da mãe.

Etapa 1:
Segure o bebê pelas mãos e aos poucos traga ele na sua direção, vendo se ele dá passinhos para frente.

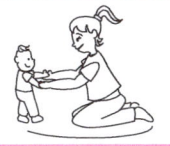

Etapa 2:
A cada nova tentativa do exercício, faça com que o bebê tente andar uma distância maior e com menos apoio, sempre se mantendo perto para evitar quedas.

Posição final do bebê:
Em pé sem apoio.

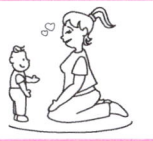

EXERCÍCIOS EM PÉ

Exercício P6 – Ajudando o bebê a alcançar

Estímulos usados

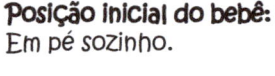

POSIÇÃO DA MÃE: A mãe deve estar em frente ao bebê.

Posição inicial do bebê:
Em pé sozinho.

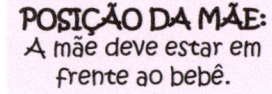

Etapa 1:
Mostre objetos coloridos e barulhentos para o bebê para chamar sua atenção. Deixe a uma distância em que ele, de pé no chão, tenha que se esticar um pouco para alcançar o brinquedo. Assim ele se prepara para começar a caminhar.

Etapa 2:
Vá se afastando aos poucos e chamando para que ele venha em sua direção. Enquanto mantém essa posição, você deve sempre olhar para o bebê, conversar, fazer caretas e sons para que ele se concentre.

Etapa 3:
Faça o mesmo exercício, mas dessa vez com o bebê pisando em um tapete fofo, coberta, almofada ou qualquer outro lugar diferente do chão.

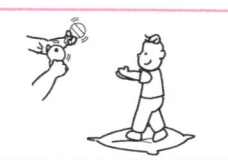

REFERÊNCIAS

Cenário atual: Zika

- Besnard M, Teissier A, Cao-Lormeau VM, Musso D. Evidence of perinatal transmission of Zika virus, French Polynesia, December 2013 and February 2014. Euro Surveill. 2014; 19(13):1-4.
- Brasil P, et al. Zika virus infection in pregnant women in Rio de Janeiro. N Engl J Med 2016; 375:2321-34.
- Brasil P, Pereira JP Jr, Gabaglia CR, Damasceno L, Wakimoto M, Nogueira RMR, et al. Zika virus infection in pregnant women in Rio de Janeiro – Preliminary Report. N Engl J Med. 2016; 1-11.
- Brito MN, Donato MAM. Vírus Zika e o sistema nervoso central: uma revisão de literatura. Cadernos de Graduação: Ciências Biológicas e de Saúde Unit. Facipe. 2017; 3(1):37-48.
- Hajra A, Bandyopadhyay D, Hajra SK. Zika virus: a global threat to humanity: a comprehensive review and current developments. North Am J Med Sci. 2016; 8:123-8.
- Oliveira CS, Vasconcelos PFC. Microcephaly and Zika vírus. Jornal de Pediatria. 2016; 92(2):103-5.
- Portal da Saúde SUS [homepage na internet]. Perguntas e Respostas: Zika vírus [acessado em 05 ago 2016]. Disponível em: http://portalsaude.saude.gov.br/index.php/perguntas-e-respostas-zika.
- Prevenção e combate: Dengue, Chukingunha e Zika [homepage da internet]. Zika [acessado em 06 ago 2016]. Disponível em: http://combateaedes.saude.gov.br/tira-duvidas.
- Soriano-Arandes A, Rivero-Calle I, Nastouli E, Espiau M, Frick MA, Martinón-Torres AA, Martinón-Torres F. What we know and what we don't know about perinatal Zika virus infection: a systematic review. Expert Rev Anti-infective Therapy. 2018; 16(3):243-54.
- Wheeler AC. Development of infants with congenital Zika syndrome: what do we know and what can we expect? Pediatrics. 2018; 141(S2):S154-60.

Desenvolvimento motor infantil

- Diament A, Cypel S. Neurologia infantil. 4 ed. São Paulo: Atheneu. 2005; Volume 2.
- Gallahue DL, Ozmun JC, Goodway JD. Compreendendo o desenvolvimento motor: bebês, crianças e adultos. 7 ed. Porto Alegre: Editora AMGH; 2013.
- Grisi SJFE, Escobar AMU, Gomes FMS. Desenvolvimento da criança. São Paulo: Atheneu; 2018.
- Kliegman RM, Behrman RE, Jenson HB, Stanton BF. Nelson: tratado de pediatria. 18 ed. São Paulo: Elsevier. 2009; Volume 1.

Estimulação precoce

- Instituto Benjamim Constant [homepage na internet]. A criança visualmente incapacitada, do nascimento até a idade pré-escolar: a importância da estimulação visual [acessado em 06 ago 2016]. Disponível em: http://www.ibc.gov.br/?itemid=109.
- Jesus AJS, David MMC, Moran CA. Estimulação vestibular na unidade de terapia intensiva neonatal. Pediatria Moderna. 2015; 51(9):343-8.
- Vaivre-Douret L, Oriot D, Blossier P, Py A, Kasolter-Péré M, Zwang J. The effect of multimodal stimulation and cutaneous application of vegetable oils on neonatal development in preterm infants: a randomized controlled trial. Child Care, Health and Development. 2008; 35(1):96-105.

A importância dos pais e cuidadores na estimulação precoce

- Bazaglia AM, Ribeiro J, Sperli GS, Zaida A. Proposta de exercícios físicos no pós-parto. Um enfoque na atuação do enfermeiro obstetra. Investigación y Educación en Enfermería. 2011; 29(1):40-6.
- Beleza ACS, Carvalho GP. Atuação fisioterapêutica no puerpério. Hispeci e Lema. [Internet] 2006 [acessado 06 ago 2016]. Disponível em: http://www.unifafibe.com.br/revistasonline/arquivos/hispecielemaonline/sumario/12/19042010145924.pdf.
- Brasil. Ministério da Saúde. Secretaria de Atenção à Saúde. Diretrizes de Estimulação Precoce: crianças de zero a 3 anos com atraso no desenvolvimento neuropsicomotor decorrente de microcefalia. 2016 [acessado em 06 ago 2016]. Disponível em: http://www.saude.go.gov.br/public/media/ZgUINSpZiwmbr3/20066922000062091226.pdf.
- Formiga CK, Pedrazzani ES, Silva FPS, Lima CD. Eficácia de um programa de intervenção precoce com bebês pré-termo. Paidéia. 2004; 14(29):301-11.
- Goretti ACS, Almeida SFC, Legnani VN. A relação mãe-bebê na estimulação precoce: um olhar psicanalítico. Estilos Clin. 2014; 19(3):414-35.

O guia se destina a auxiliar os pais e cuidadores na estimulação dos bebês com algum atraso no desenvolvimento neuropsicomotor (assim como os expostos ao vírus Zika), além de todos os profissionais envolvidos no cuidado desses pacientes.